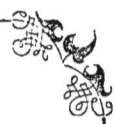

CRÉATION

D'UN

ASILE D'ALIÉNÉS

DANS LE VAR

J. GAUNE

Ingénieur civil

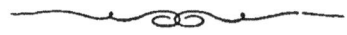

TOULON

TYPOGRAPHIE A. ISNARD ET Cie

Boulevard de Strasbourg, 56.

—

1882

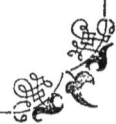

CRÉATION

D'UN

ASILE D'ALIÉNÉS

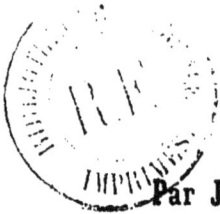

DANS LE VAR

Par J. GAUNE, Ingénieur civil

TOULON

TYPOGRAPHIE A. ISNARD ET Cie

Boulevard de Strasbourg, 56.

—

1882

CRÉATION

D'UN

ASILE D'ALIÉNÉS

Dans le Var

La question de savoir si on doit établir un Asile d'aliénés dans le Var est à l'étude depuis une trentaine d'années et a subi des alternatives diverses, ainsi qu'en font foi les délibérations des Conseils généraux qui se sont succédés depuis cette époque.

En 1875 la création d'un Asile d'aliénés fut sérieusement étudiée par le Conseil général ; mais ce projet n'a été abandonné que parce qu'on a cru que cet Asile ne recevrait pas plus de 350 malades, et que l'on avait admis en principe, qu'il n'était pas possible de créer un établissement de ce genre si l'on ne pouvait compter au moins sur 500 aliénés.

Ainsi que l'avait prévu l'honorable rapporteur de la Commission, M. le Dr Cordouan, qui était favorable au projet, cette œuvre si utile au départe-

« 2° Charge M. le Préfet de notifier cette décision aux
« communes, pour provoquer leurs offres au sujet du terrain
« sur lequel sera édifié l'asile ;

« 3° Fixe l'étendue du terrain de 25 à 50 hectares et
« au-dessus, dont 10 à 12 arrosables ;

« 4° Charge la Commission spéciale de visiter les terrains
« offerts et de présenter son rapport à la session d'août. »

Les conditions exigées pour la création de l'établissement
dont il s'agit sont les suivantes :

Terrain légèrement en pente, exposé au Midi, et ne devant
pas être trop éloigné d'une station de chemin de fer ; eau
assez abondante pour suffire à l'alimentation de six cents
personnes environ, et à l'irrigation de 10 hectares au moins.

Je dois ajouter que le Conseil général est prêt d'ailleurs à
accepter les offres des communes, soit qu'elles *consistent en
terrain* à céder au département, *soit en subvention*.

Je vous prie, Messieurs, de vouloir bien examiner, de concert avec les conseils municipaux, la question qui fait l'objet
de la présente circulaire. Dans le cas où vous croiriez devoir
m'adresser des offres, vous aurez soin d'indiquer, d'une manière précise, la situation de l'immeuble qui vous paraîtrait
présenter les conditions énumérées ci-dessus et de joindre à
vos propositions un extrait de la matrice cadastrale, ainsi que
la contenance exacte des terrains arrosables, ou enfin, la
somme que la commune pourrait offrir au département.

Il est à désirer que vos propositions me parviennent avant
le 1er juillet, afin que je puisse les transmettre en temps opportun à la Commission spéciale chargée par le Conseil général de visiter les terrains offerts.

Recevez, Messieurs, l'assurance de ma considération très
distinguée.

Le Préfet du Var,
ALEXANDRE REY.

A l'époque déterminée par cette circulaire, quatre communes : les Arcs, Pierrefeu, Brignoles et Draguignan répondirent à cet appel en faisant les propositions suivantes, que nous trouvons dans le rapport de M. le Dr Boyer, présenté le 16 septembre 1881.

1° La commune des Arcs offrait la somme de 5,000 fr. et indiquait au département le domaine Carle, d'une étendue de 43 hectares que M. Giboin cédait à 120,000 fr. On devait trouver les matériaux sur place et l'eau serait obtenue facilement du canal du Muy.

L'offre de cette commune étant trop insuffisante, la Commission ne crut pas devoir se transporter sur les lieux et l'offre fut rejetée.

2° Le Conseil municipal de Pierrefeu offrait 200,000 fr. de subvention au département et indiquait le quartier de Barnenq, d'environ 30 hectares, situé à quelques centaines de mètres de la ville. Ce terrain est limité par la rivière Réal-Martin et les chemins de Collobrières et Puget-Ville. Un canal d'arrosage le traverse dans toute sa longueur. Le terrain arrosable de 10 à 12 hectares est couvert de prairies et d'arbres fruitiers, et le terrain non arrosable est planté de vignes et d'oliviers. Sur place on trouverait la pierre et à proximité, le sable, les bois de construction et de chauffage.

La proposition de Pierrefeu fut rejetée, parce que le chiffre de la subvention paraissait trop fai-

ble pour l'achat du terrain *que son exiguïté rend
impropre à la destination à laquelle il devrait
être affecté*, et enfin parce qu'on n'avait pas indiqué où seraient prises les eaux potables.

La raison de l'*exiguïté du terrain* ne peut guère
être admise, puisque ce terrain a un peu plus de 30
hectares, et que le Conseil général, avait fixé la
surface de 25 à 50 hectares.

3° La ville de Brignoles n'offrait pas de subvention, mais donnait le domaine Carbonel, situé à
plus de trois kilomètres de la Ville, ayant une
superficie de 67 hectares environ, limité au
nord, par la rivière Caramy et au midi, par une
colline peu boisée. Cette propriété n'est desservie
que par un petit chemin rural en fort mauvais état.

Cette proposition fut rejetée avec juste raison par
la Commission et le Conseil général.

Une délégation de la Commission se rendit sur
les lieux et reconnut que ce domaine quoique sus-
ceptible d'irrigation, n'était pas arrosable et qu'il
n'y avait pas d'eau potable.

Après cette visite, le Conseil municipal de Brignoles par une nouvelle délibération, prit à sa
charge la construction d'un pont sur le Caramy,
l'établissement d'un chemin reliant le pont à la
route n° 24, la construction d'un barrage pour
l'arrosage et la canalisation d'eau potable de la
source de Saint-Siméon, ayant 4,000 mètres de longueur.

Malgré toutes ces offres et parce qu'elle avait vu le terrain, la Commission disait dans son rapport :

« Enfin, quand une délégation de votre Com-
« mission spéciale se fut rendue sur les lieux,
« elle *ne put trouver un point du domaine Car-*
« *bonel, qui permit l'installation des bâtiments*
« *affectés aux malades,* dans les conditions exigées
« pour la création de ce genre d'établissement.

« En outre, l'inspection des lieux porte votre
« Commission à conclure que, *pendant l'hiver,*
« *cette vallée si retrécie était humide, brumeuse et*
« *froide.*

« Vous serez unanimes, Messieurs, à le recon-
« naitre, la ville de Brignoles s'est imposée de tels
« sacrifices, qu'il aurait fallu lui donner la préfé-
« rence, *si elle avait pu réaliser les conditions si*
« *capitales d'exposition.*

Et à l'unanimité, sauf la voix de M. Rossolin, qui a déclaré que si l'emplacement offert par Brignoles, avait été l'objet d'une enquête *aussi favorable* que celle qui a eu lieu pour Draguignan, les résultats seraient bien différents, et *qu'on peut suspecter l'impartialité* du rapport présenté par un architecte de Draguignan, *qui vient renchérir sur le rapport de la Commission déjà si peu favorable à l'offre de Brignoles.*

4° La commune de Draguignan offrait le terrain ou domaine Pelissier, situé à 3 kilomètres de la ville,

avec une superficie de 133 hectares, dont 90 com-
plantés en chênes-verts et pins, 12 arrosables et le
reste en labour, vignes ou oliviers. Une source
existe dans ce domaine et assurerait le service
d'eau potable. Ce domaine est divisé en trois parties : plaine arrosable, terrain à mi-côte et colline,
ne permettant pas sans de grands travaux de trouver l'assiette des constructions.

Malgré ce grave inconvenient, ce terrain a été
choisi par la Commission, et l'architecte du département fut chargé d'indiquer les dépenses à faire,
pour créer la plate-forme nécessaire aux constructions

La dépense a été évaluée ainsi qu'il suit :

Pour le terrassement. . . . . . 30,000 fr.
Pour le mur de soutènement . . . 30,000
Pour ouvrages divers et imprévus . . 20,000

TOTAL. . . . 80,000 fr.

Mais, en déduisant 30,000 francs représentant
la valeur des bâtiments utilisés (mais que l'on
n'utilise jamais), la somme était évaluée à 50,000 fr.

En résumé, la Commission propose les conclusions suivantes :

« Le Conseil général délibère :

« 1° Un Asile départemental d'aliénés, sera créé
« à Draguignan, quartier du Dragon, sur l'empla-
« cement du domaine Pelissier.

« 2° Les plans et devis de la construction de

« l'Asile seront mis au concours et devront être
« déposés à la Préfecture, le 31 janvier 1882, pour
« être soumis au jury. Le jury nommé par le Préfet
« sera composé de la manière suivante : un médecin
« aliéniste, deux architectes, l'ingénieur en chef et
« deux membres du Conseil général, sous la pré-
« sidence de M. le Préfet du Var.

« Une somme de 6,000 francs sera inscrite au
« budget pour primer dans les proportions sui-
« vantes, les plans et devis classés par le jury, sous
« les numéros 1, 2, 3.

  « Numéros 1. . . . 3,000 francs.
  «   — 2. . . . 2,000 —
  «   — 3. . . . 1,000 —

« Les plans et devis primés deviendront la propriété exclusive du département ;

« 3· M. le Préfet est invité à remplir toutes les
« formalités nécessaires pour faire déclarer d'uti-
« lité publique, le projet d'établissement de l'Asile
« d'aliénés du Var, sur le domaine Pélissier, à
« Draguignan ;

« 4· M. le Préfet est autorisé à passer un traité,
« soit avec la ville de Draguignan, soit directement
« avec le sieur Pélissier, pour l'acquisition du do-
« maine précité du Dragon, mais seulement après
« que le résultat des sondages à opérer aura été
« communiqué à la Commission et suivi d'un avis
« favorable. »

Ces conditions furent longuement discutées.

MM. Cordouan, Gamel, Anglés et Magnier, soutinrent ces conclusions de la Commission qui furent combattues par MM. Hugues, Rossolin, Martin et Toucas.

M. Hugues, prévoyant un inconnu considérable, vu le sol tourmenté et un terrain gypseux et argileux, demandait que le Conseil ne prit pas une décision définitive avant l'exécution des travaux de sondage.

M. Martin fit observer que l'offre de la commune de Pierrefeu était écartée purement et simplement pour vice de forme. Il fait remarquer que la Commission ne s'était pas rendue sur les lieux ; que la commune de Pierrefeu n'a pas d'octroi, et que les constructions coûteraient moins cher à Pierrefeu. M. Martin concluait en demandant « qu'avant de trancher une question dans laquelle « les intérêts du département sont si gravement « engagés, la proposition de Pierrefeu soit prise « en considération, et qu'elle soit soumise à une « étude sérieuse, malgré le vice de forme qui l'a « fait tout d'abord écarter par la Commission. »

M. Toucas se joignit à M. Martin, pour demander le renvoi de la décision définitive sur le choix de l'emplacement de l'Asile.

Enfin, la proposition d'ajournement fut rejetée, les conclusions de la Commission adoptées.

La proposition de Draguignan était donc acceptée et le terrain choisi, celui sur lequel on allait construire l'Asile d'aliénés, était le domaine Pélissier.

Mais, ce qu'avait prévu M. Hugues et ce qu'avait implicitement avoué la Commission dans son rapport ne pouvait manquer d'arriver.

On ne devait rien décider avant de connaitre le résultat des sondages et une délibération aussi importante prise par les élus du département, n'aurait due être votée qu'avec connaissance de cause, et ne pas contenir la quatrième partie de la délibération qui pouvait et a amené en effet l'annulation de la décision prise par le Conseil général.

Après des études plus sérieuses sur le terrain, il a été reconnu que le domaine Pélissier proposé par la ville de Draguignan, n'offrait pas les garanties de solidité nécessaires à la construction d'un établissement de cette importance.

En conséquence ce terrain a été rejeté, la délibération du Conseil général est devenue nulle par ce fait, et M. le Préfet du Var a été invité à provoquer de nouvelles offres de la part des communes.

Tout cela nous prouve que souvent une Assemblée d'hommes intelligents et animés des meilleures intentions peut prendre des décisions contraires aux intérêts qu'elle a à défendre.

Nous n'avons qu'à constater un fait, laissant de côté les dit-on qui veulent que la majorité du Conseil général a suivi de bonne foi et pour en terminer avec cette question, quelques-uns de ses membres qui voulaient donner à la ville de Draguignan, un établissement qui, d'après eux, devait être une compensation pour le chef-lieu du département.

Draguignan étant hors de cause, il est question maintenant, à ce qu'il parait, de doter quand même de cet établissement la ville de Brignoles.

Nous ne pouvons croire que la majorité des Conseillers généraux, se laissent entrainer ainsi, et nous avons la conviction que le premier vote du Conseil général, pour fixer l'emplacement de l'Asile à Draguignan, les mettra en garde contre eux-mêmes, et que leur prochaine délibération sera prise après mûre réflexion et en sauvegardant les intérêts du département, ceux des familles et principalement le bien-être des infortunés qui seront enfermés et soignés à l'Asile d'aliénés du Var.

Nous donnons ci-après la circulaire adressée par M. le Préfet du Var, à toutes les communes du département, pour les inviter à faire de nouvelles propositions pour la création de l'Asile d'aliénés :

MESSIEURS,

La Commission de l'Asile des aliénés ayant définitivement rejeté la propriété Pélissier, proposée par la ville de Draguignan, m'a chargé de provoquer de nouvelles offres de la part des communes.

Les conditions, pour la création de l'établissement projeté, sont les suivantes :

« Domaine à proximité d'un centre de population et d'une « station de chemin de fer, avec exposition au plein midi, « vaste horizon et accès facile, d'une étendue de 30 hectares « au minimum, dont 10 hectares au moins arrosables.

« La quantité d'eau potable devra être de 30 hectolitres par « 24 heures; celles des eaux d'irrigation de 10 litres par se- « conde. »

Je vous prie, Messieurs, *de vouloir bien examiner de nouveau* de concert avec les conseils municipaux, la question qui fait l'objet de la présente circulaire. Dans le cas où vous croiriez devoir m'adresser des propositions, vous aurez soin de me faire parvenir :

1º La délibération du Conseil municipal ;

2º Le plan de la propriété offerte au département ;

3º Un extrait de la matrice cadastrale, ainsi que la contenance exacte des terrains arrosables ;

4º Un acte de vente conditionnelle.

Vos propositions devront me parvenir avant le *cinq* du mois prochain, afin que je puisse les soumettre, en temps opportun, à la Commission spéciale chargée de visiter les terrains offerts.

Recevez, Messieurs, l'assurance de ma considération très distinguée.

Le *Préfet du Var*,
Ch. FAVALELLI.

Nous ferons une observation sur les deux circulaires. La première porte que les communes peuvent offrir *soit un terrain soit une subvention*.

La proposition de la commune de Pierrefeu était donc faite dans les conditions voulues puisque cette commune offrait une subvention de 200,000 fr. et indiquait le terrain sur lequel on pourrait édifier l'Asile d'aliénés.

Nous devons signaler que la seconde circulaire ne demande *que le terrain*, tandis que la première *permettait d'offrir une subvention.*

Pourquoi cette différence ?

Nous croyons qu'elle n'est pas juste et pourrait écarter la proposition qui serait la meilleure et la plus économique pour les finances du département.

En effet, supposons qu'une commune offre une subvention et les promesses de vente d'un terrain dont le prix soit supérieur à cette subvention.

Supposons une autre commune qui n'offrirait que le terrain

A ces conditions égales d'exposition, d'aménagement et du bien-être des malades, laquelle de ces deux propositions devrait-on accepter ?

Nous pensons que si la somme que le département devrait ajouter à la subvention pour l'achat du terrain, était inférieure à la plus-value que l'on serait obligé de dépenser pour la construction de l'Asile et son entretien sur le terrain offert, il y aurait intérêt pour le département à accepter la proposition de la commune qui n'offrirait que la subvention.

Si, à conditions égales, on doit agir ainsi, à plus forte raison devrait-on le faire si la commune qui offre la subvention propose un terrain supérieur à l'autre sous tous les rapports.

Nous n'avons voulu donner, dans cette première partie, qu'un résumé historique de la question et présenter quelques observations sur le premier choix du terrain et la seconde circulaire adressée aux communes pour provoquer les offres qu'elles pouvaient faire pour la création de l'Asile d'aliénés du Var.

Nécessité de la création d'un Asile d'aliénés dans le Var

Y a-t-il nécessité, y a-t-il urgence à créer dans le Var un Asile d'aliénés ?

Il ne saurait y avoir de doute dans la réponse à faire.

Il y a non-seulement nécessité, mais une urgence extrême à créer au plus tôt un Asile d'aliénés dans notre département.

Cela est facile à prouver.

Depuis plusieurs siècles, les villes qui composent aujourd'hui le département du Var, sont obligées à envoyer traiter leurs aliénés, dans les maisons de Marseille, Aix, etc.

Il est impossible de calculer les sommes qui sont ainsi sorties du département ; sommes auxquelles on devrait ajouter les frais de voyage des aliénés,

2

les frais de voyage de leurs familles pour les conduire, les visiter ou les ramener après guérison.

Avant de prendre le chiffre du Département,
voyons ce que dépensait la seule ville de Toulon,
avant la Révolution, pour les aliénés. Nous ne ci-
terons que quelques chiffres.

Dans les comptes de 1765 nous trouvons l'article
suivant :

« Pension des insensés détenus pour le compte
« de la communauté, aux hôpitaux d'Aix et de
« Marseille . . . . 4,804 livres »

En 1788, cette dépense s'est élevée à 7,184 livres,
qui, proportionnellement à la valeur de l'argent
était supérieure *pour la Ville*, à celle qu'elle
dépense aujourd'hui et qui a été pour ces cinq
dernières années :

1877 . . . dépense . . . . 10,659 fr. 35
1878 . . . — . . . . 9,945 »
1879 . . . — 16,573 70
1880 . . . — 10,853 95
1881 . . . — 10,831 80

Nous devons faire observer qu'en 1765 et 1788,
la Ville supportait toute la charge de la pension des
aliénés, tandis qu'aujourd'hui la dépense est divi-
sée entre le département qui en paie les 2/3 et la
ville l'autre tiers.

Examinons maintenant ce que dépense le département, y compris les communes, pour l'entretien

des aliénés, aux hôpitaux de Marseille, Aix et autres.

A la fin de l'année 1881, le département entretenait 236 malades dans les Asiles d'aliénés.

La Convention passée entre le département et l'Asile d'aliénés de Marseille, fixe la pension à 1 fr. 35 par journées de malade. Cette convention termine en 1886, et il est fort probable que le prix de la journée sera porté à 1 fr. 50.

Dans le cas où l'Asile serait créé dans le département, le prix de la journée de malade ne serait plus, ainsi que le fait ressortir M. le Dr Boyer, dans son rapport du 27 avril 1881, que de 0 fr. 8935 réparti ainsi qu'il suit :

Pain, viande, vin	0ʳ 605
Lingerie et vêture	0 0972
Coucher	0 0088
Pharmacie.	0 02
Frais de comestibles, liqueurs, etc . .	0 0525
Frais généraux tels que bois, éclairage, chauffage, amortissement du capital, etc	0 11
Soit	0f 8935

C'est-à-dire 0 fr. 90 par malade et par jour.

M. Boyer prouve que le chiffre n'est pas élevé et à l'appui, il cite les établissements suivants avec le prix de la journée pour chaque malade :

Montredon (Haute-Loire) 0ʳ 80

Saint-Ligier (Ariège) 0ʳ 83

Clermont-Ferrand (Puy-de-Dôme) . . 0 83

Toulouse (Haute-Garonne) 0 90

Pau (Basses-Pyrénées). 0 90

Morlaix (Finistère) 0 90

Le prix de 0 fr. 90 peut donc être considéré comme n'étant pas exagéré et peut être pris pour base de nos calculs, que nous résumerons ci-après :

Nombre de malades. 236

Dépense par jour	Dépense annuelle pour un malade	Dépense totale pour pour 236 aliénés
0ʳ 90	328ʳ 50	77,526 fr.
1 35	492 75	116,289
1 50	547 50	129,210

Nous voyons qu'avec 236 malades, nous dépensons 116,239 fr. et que si nous avions l'Asile nous n'en dépenserions que 77,526 fr., c'est-à-dire, 38,763 fr. en moins ; et en 1887, avec le même nombre de malades, la dépense à Marseille serait de 129,210 fr.; tandis que dans notre Asile, elle resterait à 77,526 fr. ce qui ferait une économie de 51,654 fr. par an.

Cette économie n'est que celle qui serait faite par le département et les communes ; mais en plus de cette somme, il conviendrait d'y ajouter l'économie réalisée par les familles des trente pensionnaires payants, ainsi que les frais de voyage et séjour des familles qui vont conduire leurs parents, les visiter et les reprendre après guérison.

En dehors de ces économies matérielles réalisées par le département, les communes et les familles ; économies qui pourraient atteindre, en 1887, la somme de 70 à 80,000 fr. peut-être, il faut considérer que l'argent dépensé par le département et les communes, 129,210 fr., plus celui des 30 pensionnaires à 900 fr., 27,000 fr., et celui des voyages des familles, ne serait plus exporté hors du département.

S'il y a intérêt matériel à avoir l'Asile d'aliénés dans le département, il y a aussi un intérêt moral qui réclame cette création. Combien de familles ne peuvent-elles pas accompagner celui des leurs dont l'intelligence s'est éteinte ; combien de personnes iraient visiter plus souvent les malades, si l'Asile était à la portée de tous, c'est-à-dire dans le département et à un point central ; la famille heureuse du retour à la raison d'un être aimé, aurait le bonheur d'aller à peu de frais chercher le malade revenu à la santé. Ce voyage et ces visites ne seraient-ils pas une grande satisfaction pour les familles pauvres, et ne feraient-elles pas quelquefois un grand bien aux malades ?

Sous tous les rapports, il y aurait donc un grand intérêt matériel et moral pour tous dans la création de l'Asile d'aliénés dans le Var.

Conditions nécessaires pour l'établissement
de l'Asile d'aliénés

Le Conseil général, en adoptant l'idée de la création d'un Asile d'aliénés dans le département, a eu pour but :

1° D'alléger les finances du département et des Communes, en payant pour chaque malade une somme moindre que celle exigée par les Asiles d'aliénés de Saint-Pierre à Marseille, et autres, où sont envoyés les aliénés du Var.

2° D'éviter aux familles les dépenses considérables qu'elles sont obligées de faire pour conduire et aller visiter leurs chers malades.

3° De faciliter par le fait d'un déplacement moins long et moins coûteux, la visite des malades par leurs parents et éviter ainsi le relâchement des liens de la famille et l'abandon presque complet d'un certain nombre d'aliénés.

4° De conserver dans le département toutes les sommes dépensées par le département et les communes pour le service des aliénés, ainsi que celles qui sont faites par les familles qui vont conduire, visiter ou reprendre les malades.

En dehors de ces raisons purement matérielles et morales, la situation de cet établissement doit répondre également à certains desiderata, tels que :

5° Situation topographique ayant une vue très étendue et permettant à l'air et au soleil d'y entretenir une température convenable et un état sanitaire des meilleurs.

6° Une position choisie, s'il est possible, pour que l'Asile soit au centre des malades.

7° Une surface telle que l'établissement puisse par le travail agricole de ses pensionnaires, suffire à une partie de son alimentation, et pour cela, il est nécessaire que ce terrain ait, ainsi que le demande la Circulaire, une surface irrigable de 10 hectares environ.

8° Que les matériaux nécessaires à la construction soient à portée du terrain choisi pour diminuer autant que possible les dépenses de premier établissement.

9° Que les dépenses annuelles soient réduites autant que possible pour ne pas trop charger le budget de l'Asile.

10° Que les charges que s'imposera la commune ne soient pas trop lourdes pour son budget, et ne pèsent pas trop sur sa population.

11° Que le service d'irrigation soit parfaitement assuré pour le nombre d'hectares irrigables.

12° Que le service d'eau potable mette à la disposition de l'Asile, toute la quantité d'eau nécessaire à un établissement de cette importance et à la pression voulue pour les services médicaux et contre l'incendie.

___

Examen des propositions

___

Connaissant les conditions imposées aux communes par le Conseil général, pour la création d'un Asile d'aliénés ; conditions indiquées par les Circulaires et auxquelles nous avons ajouté celles qui doivent être prises en considération pour le choix de l'emplacement de cet établissement, nous pourrons en toute connaissance de cause étudier les propositions, rechercher les avantages et les inconvénients qu'elles présentent, et en arriver à reconnaitre quelle est celle qui répond le mieux aux besoins des malades et aux intérêts du département, des communes et des familles.

Cette étude dans laquelle nous passerons successivement en revue, pour chaque proposition, les conditions principales indiquées à l'article précédent, permettra aux intéressés de se rendre compte des raisons présentées pour ou contre chaque proposition, et de s'assurer si nous avons travaillé pour le bien-être des pauvres malades et dans l'intérêt des finances du département, ce que nous avions en vue.

Entre les propositions qui ont été présentées, nous ne nous occuperons que des deux, qui d'après tous ceux qui les connaissent, ont quelque chance de réussite ; nous voulons parler des propositions présentées par les communes de Brignoles et Pierrefeu.

1° BRIGNOLES

Terrain

La ville de Brignoles offre au département le domaine Carbonel.

Cette propriété est située à l'est de la ville de Brignoles et à plus de 3 kilomètres de distance.

On accède actuellement à cette propriété par un chemin rural qui se détache de la route Nationale à la sortie de la ville ; ce chemin, à partir du pont de Vabre, est étroit, d'un difficile parcours et dangereux pour la circulation puisqu'il n'a à peine que la largeur nécessaire au passage d'un véhicule.

La propriété Carbonel est sise au bord de la rivière Caramy, elle présente tout d'abord une plaine de labour de près de 10 hectares, laquelle est bornée au midi par une colline boisée faisant partie du domaine.

Un plateau, fort incliné, en nature de labour, s'étend derrière la maison de campagne dans la direction du nord-nord-est ; et au Nord, entre le chemin rural qui traverse la propriété et les labours qui bordent la rivière, existe un mamelon rocheux et boisé.

La surface de cette propriété est d'environ 67 hectares dont 34 faiblement boisés.

Cette terre est dépourvue d'eau d'irrigation. Un puits sert à l'alimentation du propriétaire et du fermier.

Exposition et Vue

Quoique d'un bel aspect, à cause de sa grande étendue, qui ne peut être appréciée qu'en la parcourant, parce qu'il y a des différences de niveau considérables, elle ne satisfait pas au premier abord ; car elle est complètement exposée au nord, dont la limite est la rivière Caramy. Au midi, elle est bornée par des coteaux ayant 65 mètres au-dessus du terrain arrosable, coteaux qui la privent en grande partie du soleil du matin pendant tout l'hiver.

Cette propriété exposée au nord, est située dans la partie la plus étroite de la vallée, la vue ne s'étend pas au delà des collines placées à quelques cent mètres de l'autre côté de la rivière, et par le fait du rétrécissement de cette vallée, les brouillards sont fréquents, épais et l'humidité ainsi que le froid en hiver sont constants et très sensibles.

Un simple fait caractérisera la valeur de ce domaine et son climat :

On est frappé en parcourant cette propriété de

plus de 60 hectares de ne pas y rencontrer d'arbres fruitiers; nous nous trompons, nous avons aperçu 2 amandiers derrière la campagne. Est-ce dû en partie à sa mauvaise position ou bien à l'incurie du propriétaire ? Probablement à l'un et à l'autre.

Il y a aussi une allée de mûriers le long du chemin rural jusqu'à l'habitation.

Propositions

Pour rendre possible la création de l'Asile d'aliénés du Var sur son territoire, la ville de Brignoles offre au département :

1° De céder la propriété Carbonel, dont nous joignons un plan à cette étude ; plan réduit du cadastre ;

2° De créer une route d'embranchement sur la route Nationale de Brignoles à Vins, dans la direction C B du plan, au lieu dit le Canadel et la construction d'un pont sur le Caramy pour pénétrer dans la propriété ;

3° De créer des moyens d'irrigation pour 10 hectares au moins et même jusqu'à 20 hectares, dit-on ;

4° D'y amener les eaux potables de la source de Saint-Siméon qui alimentent la ville ;

5° Il faudrait y ajouter le déplacement du chemin rural, qui coupe la propriété dans le sens de sa longueur, en le reconstruisant au pied de la colline ou au bord de la rivière jusqu'à la propriété dite le *Gorgueissol*.

Examinons quels seraient les moyens à employer pour mener à bien l'exécution de ces travaux indispensables pour y établir l'Asile d'aliénés, et quel en serait approximativement le prix.

Achat de la Propriété

La dépense d'acquisition du domaine Carbonel est de 105,000 fr. et, avec les frais, elle atteindra si elle ne dépasse 110,000 fr.

Route d'embranchement

Il s'agit de construire une véritable chaussée, normalement à la rivière au point B, où serait construit un pont d'un débouché au moins égal ou supérieur à celui des ponts placés à l'entrée et à la sortie de Brignoles.

En donnant à la chaussée une largeur de 6 mètres, égale à celle du chemin de Brignoles à Vins, le coût de la construction, y compris le pont avec tablier métallique, remblais, chaussée du chemin, achat de terrains entre la rivière et la route de Vins, le tout d'une longueur d'environ 400 mètres de long, serait au moins de 40,000 fr.

Canal d'irrigation pour 10 hectares

Les eaux de la rivière Caramy ont été réglées administrativement et réservées à l'usage des arrosants de la vallée de Vins.

Depuis le décret de décentralisation de 1852,

l'autorité préfectorale a autorisé l'irrigation de la propriété Rougon, au moyen du prélèvement d'un volume d'eau de 10 litres par seconde et celle de la terre de Saint-Christophe par un prélèvement de 16 litres par seconde.

L'autorité préfectorale avait passé outre aux réclamations soulevées par M. Mélan, propriétaire d'un moulin à farine, inférieur à la propriété Rougon ; mais nul doute que si l'enquête avait été ouverte dans la commune de Vins, les réclamations des arrosants auraient certainement placé l'autorité préfectorale dans l'obligation de refuser l'autorisation tant à M. Rougon qu'au propriétaire de Saint-Christophe.

Si l'autorité préfectorale a commis la faute de ne pas ouvrir l'enquête dans la commune de Vins, c'est parce qu'on voulait, quand même, donner l'eau aux deux propriétaires ci-dessus et que l'on craignait les oppositions des propriétaires lésés.

Ce qu'un Préfet a pu se permettre à une certaine époque, voudra-t-on le renouveler aujourd'hui ? Nous ne le croyons pas et on devra forcément tenir compte des réclamations qui se feront entendre, à juste titre, de la part des arrosants de la vallée de Vins.

En admettant que l'autorisation soit accordée, il sera nécessaire de construire à l'origine amont de la propriété, au point A du plan, un barrage pour la dérivation du volume d'eau nécessaire et au moins à la hauteur du chemin rural actuel, ou au pied de la colline, pour arroser les terres labourables situées entre la colline et la rivière. Mais, comme ce barrage aurait une grande hauteur, le plan d'eau atteindrait et dépasserait le canal de fuite du moulin à farine de M. Mélan, l'eau submergerait les deux rives et principalement les terrains de la rive gauche. Il serait alors nécessaire d'établir des digues pour empêcher la submersion de ces terrains. On peut éviter ces frais, en prenant l'eau au barrage du moulin. Dans ce cas les travaux du barrage et des digues seraient supprimés et remplacés en partie par le barrage du moulin Mélan qu'il faudrait reconstruire et une plus grande longueur du canal d'arrosage qui aurait 1,400 ou 1,500 mètres de longueur en plus.

Si nous admettons la prise au barrage du moulin Mélan, le prix des travaux à exécuter ne serait pas inférieur probablement à 60,000 francs y compris l'occupation des terrains situés sur le parcours du canal d'arrosage.

On doit remarquer que l'indemnité qui serait réclamée par le propriétaire du moulin Mélan, serait probablement égale au prix de ce moulin et atteindrait au moins le chiffre de 30,000 francs.

On devrait aussi prévoir le cas où l'opposition faite par le propriétaire de cette usine et celle des arrosants de la vallée de Vins, mettraient obstacle à l'autorisation d'établir une nouvelle

prise d'eau pour l'irrigation de la propriété Carbonel.

Conduite d'eau potable

Sauf le puits qui sert au propriétaire et au fermier, il n'est pas possible de se procurer de l'eau
potable dans les environs du domaine Carbonel, il
faut aller la chercher à Brignoles.

En admettant le consentement des usagers de la
source de Saint-Siméon, la ville serait obligée de
prendre dans le bassin de cette source, qui alimente
les fontaines publiques, le volume d'eau potable
nécessaire à un établissement habité par une population de 600 personnes au minimum.

Cette conduite, vu sa longueur, devrait être en
fonte avec un diamètre d'environ 0,10 centimètres
et une longueur approximative de 4 kilomètres.

La dépense de ce chef, au prix de 10 francs le
mètre, serait de 40,000 francs.

Déplacement du chemin rural

Le chemin rural qui existe aujourd'hui ne pourrait pas être conservé au milieu de la propriété.
On serait obligé de l'établir, soit au pied des
coteaux, et dans ce cas le bois serait séparé de
l'asile, soit le long de la rivière, ce qui serait pré-
férable.

Dans le premier cas, il y aurait environ 1,500
mètres à 9 francs, soit une dépense de 9,000 francs
et avec travaux imprévus 10,000 francs.

Dans le cas où ce chemin longerait la rivière, ce qu'on sera probablement forcé de faire, la dépense serait plus forte parce qu'il faudrait protéger ce chemin contre l'élévation des eaux de la rivière dont les crues atteignent plusieurs mètres, ainsi qu'on peut le constater sur place. Il faudrait alors compter sur une dépense minimum de 20,000 fr.

En résumé, les dépenses indispensables à faire pour permettre à la ville de Brignoles, d'offrir le terrain Carbonel dans les conditions exigées pour un accès facile, pour l'eau potable et l'irrigation, seraient environ de :

Acquisition du terrain	110.000 fr.	»
Route d'embranchement et pont.	40.000	»
Canal d'irrigation	60.000	»
Indemnité au moulin Mélan . .	30.000	»
Conduite d'eau potable. . . .	40.000	»
Déplacement du chemin rural .	20.000	»
TOTAL. . . .	300.000 fr.	»

Si la dépense évaluée ci-dessus atteint le chiffre de 300,000 francs, nous croyons ne pas être éxagéré en y ajoutant une somme de 20,000 francs pour imprévisions et nous arriverons au chiffre probable de 320,000 francs.

Moyens financiers

Le Conseil municipal de Brignoles doit, avant de s'engager dans une pareille opération, s'assurer si les finances de la ville lui permettent de l'entreprendre et si les avantages que la ville en retirera, l'indemniseront des sacrifices qu'elle imposera aux contribuables.

Le seul moyen que la ville de Brignoles puisse employer pour se procurer les 320,000 francs nécessaires à aménager la propriété Carbonel dans des conditions acceptables, c'est de recourir à l'emprunt, puisqu'elle n'a aucune somme disponible pour faire face à cette importante dépense.

Dans ce cas, il est nécessaire de connaitre l'intérêt qu'il faudra payer annuellement, y compris l'amortissement, pour éteindre cette dette en 50 ans, limite extrême que l'on accorde généralement aux communes qui empruntent.

Pour un emprunt si peu important, on ne peut guère évaluer l'intérêt et l'amortissement à moins de 4.80 pour cent, ce qui, pour une somme de 320,000 fr., exigerait une annuité de 15,360 fr., que la ville de Brignoles serait obligée de payer pendant 50 ans pour amortir la dette contractée pour la création d'un Asile d'aliénés.

La ville de Brignoles a-t-elle assez d'excédant de budget pour pouvoir y ajouter sans crainte une dépense annuelle de 15,360 fr. ?

Le budget, qui est en 1882 :

Recettes.	48,877 f.	68
Dépenses.	48,877	»
se solde par un excédant de. . .	0	68

Dans les recettes se trouve déjà compris une *imposition extraordinaire* de 4,900 fr. pour le gaz.

Le budget de la Ville ne pourrait donc supporter cette nouvelle dépense sans une augmentation des taxes d'octroi, puisque ce sont les seuls rendements qu'elle peut rendre plus productifs en en élevant les tarifs.

L'octroi de Brignoles, qui est affermé, ne porte que sur la viande et les poissons.

Le tarif actuel est le suivant :

Bœufs, les 100 kil.	5 f.	»
Veaux, —	6	»
Moutons, —	6	»
Agneaux, —	6	50
Porcs, —	5	40
Viande salée de bœufs, les 100 kil. .	10	»
— de moutons, — . .	12	»
— de porcs, — . .	6	60
Graisse. . . . . . . — . .	8	»
Charcuterie. . . . . — . .	9	»
Poissons . . . . . . — . .	5	»

Ce tarif dépasse déjà, pour quelques articles, le maximum des taxes d'octroi que le Conseil municipal peut établir d'après le tarif général dressé en exécution de l'art. 9 de la loi du 24 juillet 1867 sur les Conseils municipaux.

Avec ce tarif élevé, le rendement de l'octroi est actuellement de 20,100 fr. qui, répartis sur une population de 5,840 habitants, indique que chaque personne paie en moyenne à l'octroi de Brignoles la somme de 3 fr. 45.

Nous comprenons qu'après l'achèvement de l'Abattoir, le rendement de l'octroi présentera une plus-value augmentée des droits d'abattage ; mais il est probable que cette plus-value servira pour payer l'Abattoir et ne pourra recevoir une autre destination.

L'amortissement de l'emprunt exigeant une annuité de 15,360 fr., l'octroi devra rendre par conséquent :

D'abord ce rendement actuel. . 28,100 fr.
Plus les nouveaux droits. . . . 15,360

Soit une somme de. . . . 35,460

La plus-value de 15,360 fr. doit-elle être supportée complètement par les habitants actuels de Brignoles ou bien par les habitants de la ville et ceux de l'Asile réunis ?

L'Asile étant très-éloigné de la ville, puisqu'il en est distant de plus de 3 kilomètres, il est probable que l'abattage des bestiaux se fera dans l'établissement et que l'Asile ne paiera aucun droit d'octroi.

Dans ce cas, toute l'augmentation des droits, soit une somme de 15,360 fr., serait supportée par les seuls habitants de la ville, qui auraient à payer, par personne, un supplément d'impôt de 2 fr. 63.

Supposons que la viande nécessaire à l'alimentation des aliénés soit abattue à l'abattoir public et paie l'octroi ; la plus-value sera alors supportée par les habitants de la ville et par le département, représentant les aliénés.

Dans le travail que nous avons entrepris, nous voulons nous rapprocher le plus près possible de la vérité ; nous devons donc chercher quelle serait la taxe moyenne qu'il faudrait appliquer à l'octroi.

La moyenne des taxes ci-dessus peut être évaluée approximativement, et au minimum, au chiffre de 5 fr. 50 par 100 kil., en tenant compte des différentes quantités et qualités de viandes consommées.

Avec ce prix moyen et le rendement de l'octroi, nous trouvons que le nombre de kilogrammes serait. 365,450

Mais lorsque l'Asile sera créé, il faut compter sur l'augmentation du poids de la viande qui sera soumise à l'octroi.

On admet généralement que dans ces établissements on consomme en viande :

300 grammes pour les hommes ;
250 grammes pour les femmes ;
mais en comptant sur les pensionnaires et le personnel, on peut admettre le chiffre de 300 grammes par personne et par jour.

La consommation sera donc de 109 kil. 500 par personne et par an et pour les 600 personnes que doit renfermer l'Asile elle s'élèvera à 65,800 kil.

En ajoutant ces 65,800 kil. à la consommation actuelle, on obtiendra

$$365,450 + 65,800 = 431,250 \text{ kil.}$$

qui, au prix moyen, de 5 fr. 50, produiraient la somme de 23,718 fr. 75.

Mais il faut obtenir de l'octroi un rendement de 35,460 fr. pour avoir la plus-value nécessaire pour servir l'intérêt et l'amortissement de l'emprunt.

En établissant la proportion suivante :

$$23,718,75 : 5,50 :: 35,460 : x$$

nous obtenons le chiffre de 8,22, soit 8 fr. 25, qui nous représentera le prix moyen de la viande consommée à Brignoles, y compris l'Asile d'aliénés.

Connaissant le prix moyen de la viande et la quantité consommée par l'établissement en une année, nous aurons

$$68,500 \text{ k.} \times 8,25 = 5,651 \ 25$$

c'est-à-dire 5,651 fr. 25 que l'Asile d'aliénés devra payer annuellement à l'octroi de Brignoles, sans que la Ville puisse compter sur une plus-value en argent ; ce qui revient à dire qu'avec l'Asile d'aliénés et ce prix moyen de 8 fr. 25 par 100 kil. de viande, la ville de Brignoles n'obtiendra de l'octroi que la somme qu'elle perçoit actuellement, augmentée de celle qui sera nécessaire pour l'intérêt et l'amortissement de sa dette.

On voit donc que :

Si l'Asile ne paie pas l'octroi, chaque habitant aura à payer une plus-value d'impôt de 2 fr. 63.

Si l'Asile paie 5,651 fr. 25 à l'octroi, qui doit en rapporter 35,460 fr., il ne restera à la charge des habitants que la somme de 29,808 fr. 75, c'est-à-dire 9,708 fr. 75 de plus qu'aujourd'hui, ce qui représente 1 fr. 67 par personne ; mais le département aura à payer pour droits d'octroi la somme de 5,651 fr. 25 dont il devra tenir compte dans le budget de cet établissement.

Assiette des Constructions.

La Commission du Conseil général qui est allée visiter le domaine Carbonel, déclare dans son rapport du 16 septembre 1881, « qu'elle ne put trou-« ver un point du domaine Carbonel qui permit « l'installation des bâtiments affectés aux malades, « dans les conditions exigées pour la création de ce « genre d'établissement. »

Il paraît que depuis cette époque on a choisi la place où seront élevées les constructions.

C'est sur le mamelon rocheux qui sépare la propriété en deux parties dans le sens de la longueur. Ce mamelon a une surface de 4 hectares 29 ares 90 centiares et, ainsi qu'on peut le voir sur le plan ci-joint au n° 526, a la forme d'un fer cornière. Mais, comme cette surface n'est pas suffisante, puisqu'il faut 5 hectares, on sera obligé d'y ajouter le n° 527 ayant une surface de 98 ares 98 centiares. Ce terrain aura alors la forme d'un triangle avec des différences de niveau considérables, ce qui né-

cessitera de très fortes dépenses pour y établir l'assiette des futures constructions, qui se trouveraient
former un ilot assez élevé au milieu de cette vallée
si étroite.

Doit-on se demander si l'Asile placé à plus de
3 kilomètres de la Ville, présentera des avantages
tels qu'ils puissent compenser pour les habitants
de Brignoles, la plus-value d'impôts qui leur sera
forcément appliquée ?

Nous pensons que c'est là une question qui n'est
pas de notre compétence et n'entre pas dans le
cadre que nous nous sommes tracé.

Nous avons seulement essayé d'expliquer la proposition faite par la Ville de Brignoles, et nous avons
cherché à démontrer comment on pourrait la réaliser et quelles en seraient les conséquences pour
les habitants de cette Ville, qui verront leurs impôts municipaux augmentés de 20 pour cent si
l'Asile paie les droits d'octroi, et de 31 pour cent
si l'Asile est exempté de ces mêmes droits.

Economie de la Construction.

Si on crée l'Asile d'aliénés à Brignoles, la dépense des constructions qui sera supportée par le
département sera un peu plus élevée qu'elle ne devrait l'être ; parce que le terrain choisi est situé à
plus de 3 kilomètres de la ville, et qu'il faudra y
amener la pierre de construction, du moins en
grande partie, et tout le sable nécessaire, parce

qu'on n'en trouve presque pas dans la rivière Caramy. Les bois de construction ne se trouvent pas non plus sur les lieux, car il y a peu de gros arbres dans les environs.

L'entreprise serait obligée de faire certaines dépenses pour l'installation des ouvriers qui ne devraient pas habiter à 3 ou 4 kilomètres des chantiers.

Il faut aussi remarquer que les droits d'octroi se feront sentir, puisque la viande consommée proviendra forcément de l'abattoir de Brignoles.

Facilités de Communication.

Le Conseil général désire que l'Asile soit le plus rapproché d'une gare de chemin de fer.

La ville de Brignoles se trouve bien dans les conditions voulues, puisqu'elle a une gare sur la ligne de raccordement de Gardanne à Carnoules ; mais le domaine Carbonel sur lequel on désire construire l'Asile, est éloigné de plus de 3 kilomètres de la gare, et il faudra créer un service spécial pour transporter les aliénés et les voyageurs, de la Gare à l'Asile, par la route de Vins.

Nous allons faire le même travail pour la proposition de Pierrefeu. On pourra alors, et en connaissance de cause, établir une comparaison raisonnée entre les avantages et les inconvénients que présentent ces deux propositions.

2° PIERREFEU

La ville de Pierrefeu offre au département le terrain dit des Barnenq.

Ce terrain composé de diverses parcelles dont les propriétaires ont consenti des promesses de vente, est situé au nord-est de Pierrefeu, à la sortie de la Ville.

Son grand axe a la direction et une pente régulière du nord nord-est au sud sud-ouest.

Son petit axe a une pente un peu plus forte et une direction de l'est à l'ouest.

Sa contenance est un peu supérieure à 30 hectares, y compris le bois qui touche à la Ville.

Ce terrain est limité :

Au nord et à l'ouest, par la rivière Réal-Martin.

Au sud-ouest, par un chemin qui serpente en descendant de Pierrefeu et traverse la rivière Réal-Martin, sur un pont en fer, appelé Pont-de-Bois.

Au sud et à l'est, par la route de Pierrefeu à Collobrières et au Puget.

Un canal d'arrosage, qui a sa prise au Réal-Martin, un peu en amont du pont du Puget, traverse la propriété sur toute sa longueur et la divise en deux parties d'inégale grandeur : l'une arrosable, comprise entre le canal et la rivière, ayant une superficie de 11 hectares, 16 ares, 26 centiares, et le reste en terrain sec, entre le canal et la route de Pierrefeu à Collobrières et au Puget.

La nature du terrain de cette propriété est excellente et produit : pour la partie arrosée, des légumes, primeurs et fruits divers ; tandis que des bois, oliviers, vignes et arbres fruitiers divers, ainsi que du blé, couvrent la partie en terrain sec.

Lors de la visite de M. le Préfet du Var à Pierrefeu, le 27 mars dernier, cette immense surface couverte d'arbres en fleurs présentait un coup d'œil ravissant.

Pour se rendre compte de la qualité et de la quantité d'arbres qui couvrent ce domaine proposé pour l'Asile d'aliénés, on peut consulter le tableau suivant :

Nature des arbres.	Terrain arrosé.	Terrain sec.	Total.
Abricotiers........	111	6	117
Amandiers........	»	6	6.
Cerisiers.	478	86	564
Châtaigniers.......	3	»	3
Cognassiers...:...	66	2	68
Figuiers.........	44	57	101
Grenadiers...... .	12	6	18
Jujubiers.	18	6	24
Néfliers	7	1	8
Noisetiers........	37	»	37
Noyers..........	18	3	21
Oliviers..	»	802	802
Pêchers	1.679	6	1.685
Poiriers	77	76	153
Pommiers........	80	6	86
Pruniers.........	58	30	88
TOTAUX	2.688	1.093	3.781

Cette quantité de 3,781 arbres productifs : dont
802 oliviers et 2979 arbres fruitiers, prouvent en
faveur de la nature du terrain offert, de même
qu'une grande quantité de vignes qui n'ont pas
encore été attaquées par le phylloxera.

Exposition et vue

La terre offerte par Pierrefeu est bien exposée. Elle reçoit le soleil depuis son lever jusqu'au coucher. Elle n'est pas complètement exposée au midi ; mais, ainsi que nous l'avons dit plus haut son grand axe est incliné du N.-N.-E. au S.-S.-O.

La vue dont on jouit de tous les points de ce terrain est splendide ; elle s'étend sur une plaine de 6 à 7 kilomètres de diamètre, bornée par de hautes collines, au pied desquelles s'étagent les charmantes villes de Cuers et du Puget, reliées par le chemin de fer dont les panaches de fumée blanche indiquent le parcours.

Dans le S.-O. se détache au-dessus des collines, la montagne de Coudon, couronnée par le fort récemment construit.

La température y est douce, ce que prouvent, et les primeurs et la quantité considérable d'arbres fruitiers dont le sol est couvert.

Le climat de Pierrefeu et de ses environs est parfaitement sain, ainsi que le constatent tous les médecins.

Il est à remarquer que le choléra, qui, à différentes reprises, a désolé presque tout le département, a respecté jusqu'à ce jour le territoire de Pierrefeu ; ce qui prouve surabondamment en faveur de la salubrité et de la bonté du climat de cette localité.

L'altitude du sol de la propriété sur laquelle serait édifié l'Asile d'aliénés n'est qu'à la cote d'environ 65 mètres, tandis que presque toutes les autres localités du Var sont à une altitude bien plus élevée, ainsi qu'on peut le voir par les chiffres suivants :

Nom des localités.	Altitudes.
Pierrefeu quartier Barnenq.	65 mètres.
— sommet de la colline.	147 —
Cuers, gare.	122 —
Cuers, ville	141 —
Carnoules, gare	194 mèt. 20
Carnoules, ville	236 —
Besse, gare	258 —
Sainte-Anastasie, gare . .	274 mèt. 50
Forcalqueiret, gare . . .	296 — 10
Camps, gare	293 — 80
Brignoles, gare	214 — 90
— domaine Carbonel.	200 environ.

Le terrain de Barnenq est complètement isolé des autres propriétés par la rivière et les routes.

Sa distance de Pierrefeu est nulle, puisque son extrémité sud-ouest aboutit à la place qui termine la ville ; place de laquelle on voit l'ensemble du terrain offert, ainsi que la plaine, Cuers, Le Puget, etc.

Propositions.

. La ville de Pierrefeu pour obtenir la création de l'Asile d'aliénés sur son territoire, offre :

1° De céder au département le terrain de Barnenq, dont le plan n° 2 à l'échelle de 1/2000, indique la position par rapport à la Ville, ainsi que la forme et les détails.

2° D'y assurer l'irrigation complète des 11 hectares, telle qu'elle se pratique aujourd'hui.

3° D'y amener les eaux potables du réservoir de la Ville, en telle quantité qui sera nécessaire et à la pression de 60 mètres environ, qui permettra de la faire servir pour tous les usages domestiques et médicinaux à tous les étages de l'établissement et également aux secours contre l'incendie.

Examinons, comme pour Brignoles, quels seraient les moyens à employer pour mener à bien, l'exécution de ces travaux indispensables pour y établir l'Asile d'aliénés et quel en serait approximativement le prix.

Achat des Propriétés composant le terrain offert.

La dépense d'acquisition d'après les promesses des propriétaires de ce terrain des Barnenq sera de 300,000 francs environ.

Canal d'irrigation

Les eaux de la rivière Réal-Martin retenues par un barrage en amont du pont du Puget, traversent la propriété dans un canal qui débite en moyenne 300 litres à la seconde. Il sert principalement à actionner un moulin situé sous Pierrefeu, ainsi qu'à l'arrosage des terrains qu'il traverse. Il sert aussi à faire mouvoir la roue hydraulique qui élève les eaux potables à Pierrefeu.

Conduite d'eau potable

Une des entrées de l'établissement se trouvera sur la place, dans l'angle formé par les chemins de Collobrières et celui qui descend au Pont de Bois.

Le tuyau de la ville amenant l'eau à une borne-fontaine sur cette place, on pourrait considérer comme étant rendue sur place l'eau potable que la ville offre à l'Asile.

Mais la ville désirant compléter son offre, établira une conduite qui, de la place pénétrera directement dans la propriété jusqu'aux constructions, ou bien suivra la route de Collobrières et du Puget pour aboutir au portail d'entrée que l'on établira probablement sur cette route.

La distance à parcourir ne sera que de 900 mètres et la conduite en fonte, vu la forte pression qui existera sur ce point, pourra n'être que de 40 millimètres et coûtera 5 fr. le mètre, soit un total de 4,500 fr., soit 5,000 fr.

En résumé, les dépenses qui incomberont à Pierrefeu pour la création de l'Asile seront :

Acquisition des terrains, probablement 300,000 fr.
Conduite d'eau potable.............. 5,000
Imprévisions 20,000
                                    _____
          Total ....'.. 325,000 fr.

Admettons même le chiffre rond de 350,000 fr.

Comme dans cette dépense, il n'y a pas ou presque pas de travaux (5,000 fr. seulement), nous n'avons pas à ajouter une somme plus forte pour imprévisions qui n'existent pas.

Moyens financiers

Le conseil municipal de Pierrefeu doit, comme celui de Brignoles, s'assurer, avant de s'engager dans une opération si importante par rapport au chiffre de sa population, si ses finances lui permettent de dépenser 350,000 fr.

Pour obtenir les 350,000 fr. nécessaires à la création de l'Asile, la ville de Pierrefeu devra recourir à un emprunt, puisqu'elle n'a pas cette somme en caisse, ce qui n'est pas étonnant, puisque toutes les villes du département sont dans le même cas.

L'intérêt, comme pour Brignoles, étant compté à 4.80 pour cent, y compris intérêt et amortissement en 50 ans, sera de 16,800 francs. Son budget de 1880, le dernier dont les comptes ont été réglés et dont nous donnons un résumé ci-après, répondra affirmativement.

BUDGET DE 1880

Recettes ordinaires. . . 44,410ᶠ74
Recettes extraordinaires. 16,106 38

TOTAL DES RECETTES. . 60,517 12   60,517ᶠ12

Report des recettes. . . . 60,517ᶠ12

Dépenses ordinaires. . . . 39,124ᶠ25

Dépenses extraordinaires . 2,750 »

TOTAL DES DÉPENSES. . 41,874 25   41,874 25

EXCÉDANT DES RECETTES. 18,642ᶠ87

Mais de cet excédant il faut retrancher une somme de 1,380 fr., différence entre l'annuité que Pierrefeu doit payer pour son emprunt de 77,000 fr. à la Caisse des Ecoles pour le groupe scolaire qu'elle va construire et les économies qu'elle réalisera sur le loyer de l'école des filles, indemnités de logement, etc.

Il restera donc disponible une somme de 17,162 fr. 87 qui sera plus que suffisante pour payer l'intérêt et l'amortissement de l'emprunt de 350,000 fr. qui n'exige que la somme annuelle de 16,800 fr.

La ville de Pierrefeu, qui n'a pas d'octroi, peut donc dépenser annuellement la somme de 16,800 fr. pour la construction d'un Asile d'aliénés, sans être obligée d'augmenter les impôts que paient ses habitants.

Et il faut remarquer que nous avons compté largement les dépenses à faire.

Assiette des constructions

Sur le plan d'ensemble n° 2, nous avons tracé un rectangle, le long de la route de Pierrefeu au Puget,

indiquant la place que devraient occuper les constructions de l'Asile d'aliénés.

Sur le plan n° 3, cet emplacement porte toutes
les courbes de niveau, et on y trouve les profils qui
ont servi à calculer les déblais et remblais à faire
pour établir un sol n'ayant que la pente nécessaire à l'écoulement des eaux.

Sur cet emplacement de 5 hectares, ayant 320
mètres de long et 156 m. 25 de large, les déblais
seront de 12,365 mètres cubes 72 et les remblais de
12,920 mètres cubes. Les quelques centaines de
mètres de déblais qui pourront être nécessaires
pour compléter les remblais seront pris au Sud-
Ouest du point B.

Dans tous les cas, les déblais n'excèderont pas
13,000 mètres cubes, en comptant très-largement,
portés à une distance moyenne inférieure à 200
mètres.

Dix trous de sonde faits sur cet emplacement
prouvent que le sol est très-résistant, puisque la
roche se trouve à fleur du sol en certains points et
à des profondeurs variant de 0 mètre 20 à 0
mètre 80.

Economie de la construction

En établissant l'Asile d'aliénés à Pierrefeu, la
dépense de premier établissement incombant au
département sera probablement la plus réduite
possible, parce que la pierre de construction se

trouve sur les lieux et dans les environs, que le sable existe en quantité dans le Réal-Martin et que les bois de construction se rencontrent à quelques pas sur tout le territoire de la commune et sont débités dans les scieries de Pierrefeu, qui en expédient de très-grandes quantités.

Les chantiers se trouvent pour ainsi dire dans la ville, toutes les dépenses d'installation et de nourriture des ouvriers seront certainement bien inférieure à celles qui seraient faites si cet établissement était situé à 3 ou 4 kilomètres d'un centre de population.

Il faut noter également que ces frais seront moindres que partout ailleurs parce qu'il n'y a pas d'octroi à Pierrefeu.

Facilités de communication

Le seul défaut que l'on peut trouver à l'idée de la création d'un Asile d'aliénés à Pierrefeu, c'est que cette localité n'est pas située sur une ligne de de chemin de fer.

Cela est vrai ; mais cette ville est desservie par les gares de Cuers et de Puget-Ville, qui ne sont distantes que de 6 kilomètres environ. La route de Cuers à Pierrefeu est très-belle, toute en plaine et offrira une communication facile entre la gare et l'Asile.

En outre, des voitures publiques font un service régulier entre Toulon et Pierrefeu en passant par

La Valette et Hyères et vont jusqu'à Collobrières.

Il est fort probable que l'inconvénient signalé ne durera pas longtemps, puisqu'il est question d'établir un embranchement du chemin de fer P.-L.-M. de Cuers à Collobrières, en passant par Pierrefeu, pour desservir ces localités, l'exploitation des forêts de chênes-lièges et de châtaigniers, ainsi que les mines de charbon de Collobrières.

Si, ce qui n'est pas douteux, cette ligne est construite à bref délai, puisqu'il y a intérêt pour la contrée et pour la Compagnie des Mines, qui offre une subvention considérable, il y aura une gare à Pierrefeu et l'Asile des aliénés, situé alors sur une ligne de chemin de fer, ne laissera plus rien à désirer.

Ayant maintenant sous les yeux l'explication complète des offres faites par les villes de Brignoles et de Pierrefeu, il nous sera facile de comparer, point par point, ces propositions et de savoir quelle est celle qui répond le mieux aux intérêts du département et des familles et au bien-être des malades.

Comparaison des propositions

Pour pouvoir comparer les deux propositions, nous admettrons pour l'une comme pour l'autre, que tous les travaux accessoires sont exécutés et la propriété prête a été livrée avec ses voies de communication, canal d'irrigation et conduite d'eau potable, et nous établirons le parallèle des propositions article par article.

Terrain.

Brignoles offre un terrain de 60 hectares, sur lesquels il y a près de 35 hectares en bois, et dont 10 à 15 hectares pourront être arrosés.

Pierrefeu propose un terrain de 30 hectares tout cultivé, ayant plus de 11 hectares arrosés.

Exposition et vue.

Le domaine proposé par Brignoles est situé dans une vallée étroite, très humide et très froide; il est complètement exposé au nord avec collines au midi, qui la privent en partie du soleil du matin en hiver. La vue est très restreinte et peu agréable.

L'altitude du sol est à 200 mètres au-dessus du niveau de la mer.

Il n'y a en ce moment que deux amandiers, une allée de mûriers et une plantation de vignes faites cette année.

La terre offerte par Pierrefeu est placée à l'extrémité d'une magnifique vallée de plus de 6 kilomètres recevant toujours le soleil.

La vue, très agréable, s'étend jusqu'à Cuers et Puget-Ville.

L'altitude du sol n'est que de 55 à 65 mètres environ au-dessus de la mer.

On y cultive des primeurs, et il y a des vieilles vignes non phylloxérées, 802 oliviers et 2,979 arbres fruitiers, principalement des pêchers et cerisiers, qui donnent un revenu considérable.

Le climat est sain, la température douce et le choléra n'y a jamais fait d'apparition.

Canal d'irrigation.

La ville de Brignoles offre d'irriguer 10 hectares et plus, en prenant l'eau à la rivière Caramy. Il n'est pas certain qu'elle puisse réaliser cet arrosage, puisque toute l'eau est concédée et qu'il y aura procès fait à la Ville par les arrosants de Vins.

La ville de Pierrefeu, au contraire, offre plus de 11 hectares qui sont arrosés depuis longtemps.

Conduite d'eau potable.

L'eau offerte par Brignoles doit être prise à la source Saint-Siméon, et il y a aussi à craindre les réclamations des usagers de cette source.

A Pierrefeu, il n'y a rien à craindre, puisque c'est la ville qui est propriétaire de ses machines, qui élèvent aujourd'hui plus d'eau qu'il n'est nécessaire.

Moyens financiers.

La ville de Brignoles étant obligée d'emprunter plus de 300,000 francs pour réaliser le programme demandé, ne pourra le faire qu'en augmentant les impôts pour pouvoir payer l'intérêt et l'amortissement de l'emprunt. Elle sera forcée, soit d'augmenter les centimes additionnels, soit d'élever les droits d'octroi dans de fortes proportions. Dans l'un comme dans l'autre cas, les habitants supporteront de plus fortes charges, sans que les avantages puissent compenser cette aggravation de droits.

A Pierrefeu, l'intérêt et l'amortissement de l'emprunt seront payés sur les excédants du budget et les charges de la population ne seront pas augmentées d'un centime.

Conditions générales

En dehors des conditions et considérations indiquées plus haut et concernant pour ainsi dire spécialement les communes intéressées, il en est qui touchent directement au département, aux populations et aux malades.

Nous les résumerons le plus brièvement possible.

Position de l'Asile dans le Département

L'Asile devant recevoir des aliénés envoyés par les communes et des pensionnaires entretenus aux frais des familles, il n'est pas tout à fait indifférent

que cet Asile soit placé à un endroit plutôt qu'à tel
autre.

Nos Conseillers généraux qui sont pénétrés de
l'esprit de répartition le plus équitable pour que les
dépenses soient supportées proportionnellement par
tous les citoyens, étudieront, nous n'en doutons pas,
la question de savoir où devrait être placé l'Asile
d'aliénés dans le département, s'il n'y avait aucun
intérêt de communes en jeu.

On doit prendre pour base que les voyages des
aliénés, ceux des familles qui les accompagnent,
vont les visiter ou les reprendre après guérison,
doivent être les plus réduits et les moins coûteux
possibles.

Pour arriver à ce résultat, il faut savoir comment
sont répartis les aliénés sur le territoire du département et connaître leur nombre sur chaque point.
Ayant ces données, il ne sera pas difficile d'indiquer
a priori le point où il serait le plus convenable de
placer cet établissement.

D'après un état très exact du nombre d'aliénés,
qui a été dressé à la préfecture du Var, nous con-
naissons par communes le nombre d'aliénés entretenus dans divers Asiles, par le département et les
communes.

Cet état donne les chiffres suivants au 31 décem-
bre 1881 :

Arrondissement de Brignoles....   67 aliénés.

—   Draguignan..   53   —

—   Toulon... ..   116   —

Total...............   236 aliénés.

N'ayant pas le recensement définitif et officiel de la population de notre département, nous prendrons celui de 1876, qui ne diffère pas beaucoup de celui de 1881.

Arrondissement de Brignoles..   64,538 habitants.

—   Draguignan   86,128   —

—   Toulon. ..   145,097   —

Total ....   295,763 habitants.

Un seul coup d'œil jeté sur ces chiffres montre que c'est l'arrondissement de Draguignan qui est le plus favorisé, puisqu'il a le moins d'aliénés par rapport à sa population. Toulon a la moyenne et l'arrondissement de Brignoles est celui qui en a le plus.

Ci-dessous la proportion du nombre d'aliénés par 1,000 habitants de chaque arrondissement :

Draguignan ....   0.60 pour 1,000.

Toulon ....   0.80   —

Brignoles ....   1.00   —

L'arrondissement de Toulon ayant à lui seul la moitié environ des aliénés du département, il paraitrait juste et naturel d'y construire l'Asile pour les recevoir.

Mais puisque dans l'arrondissement de Toulon il n'y a que Pierrefeu qui a présenté des propositions, et que Pierrefeu se trouve à l'une des extrémités de cet arrondissement qui se rapproche le plus des deux autres, ce lieu parait tout naturellement choisi pour y créer l'Asile d'aliénés du Var, si on veut bien tenir compte du chiffre de la population et du nombre d'aliénés de chaque arrondissement.

Climat.

Une autre considération dont on doit tenir compte, croyons-nous, c'est la beauté du site, la douceur du climat. On doit bien se pénétrer que l'aliéné doit autant que possible rester au grand air et travailler ou s'occuper à des travaux de la campagne. Il lui faut donc une température douce, une végétation luxuriante, une vue étendue et agréable et un ciel pur.

Ces conditions essentielles se trouvent dans l'arrondissement de Toulon, plutôt que dans ceux de Brignoles ou de Draguignan.

Charges de la population.

Tout en essayant de placer l'Asile au point le plus convenable sous le rapport du terrain, de la vue, du climat, et au milieu des malades, il faut aussi que le Conseil général examine quelles sont les charges qui pèseront sur la population de la ville qui demande la création de l'Asile, et si ces charges sont en rapport avec les avantages que la population peut en retirer.

On doit, autant que possible, éviter d'augmenter les impôts et surtout d'en créer de nouveaux, car les nouveaux impôts sont toujours préjudiciables à la classe ouvrière, qui est justement celle dont les charges sont les plus lourdes.

L'octroi, principalement, ne doit être augmenté qu'en cas d'absolue nécessité, en cas d'urgence extrême pour faire face à des dépenses indispensables, parce que l'octroi est un impôt inique, anti-démocratique, puisqu'il perçoit la plus grande partie de ses revenus sur la classe la moins favorisée de la fortune, sur la classe ouvrière.

CONCLUSIONS

Après avoir indiqué les propositions faites par Brignoles et Pierrefeu, après avoir expliqué les conditions nécessaires à l'établissement de l'Asile d'aliénés du Var, devons-nous conclure ?

Je pense que la question est assez étudiée, et qu'on peut terminer en quelques mots :

1° Les deux villes offrent le terrain avec l'irrigation et l'eau potable ; pourtant il est douteux qu'on puisse obtenir l'irrigation à Brignoles.

2° Brignoles offre un terrain double, mais Pierrefeu donne un terrain magnifique dont les produits prouvent son excellence et donnent un fort rendement.

Sans compter la colline boisée, il n'y a pas plus de terrain cultivable à Brignoles qu'à Pierrefeu.

Actuellement, le terrain de Brignoles n'a que deux amandiers et une allée de mûriers, et celui de Pierrefeu est couvert par 3,781 arbres fruitiers.

3° L'Asile ne sera qu'à 3 ou 4 kilomètres de la gare et de la ville de Brignoles, tandis qu'à Pierrefeu il se trouvera à 6 kilomètres de Cuers, mais à la porte de la ville, et dans quelques années, à la porte de la gare du chemin de fer de Collobrières.

4° L'assiette du terrain pour la construction des bâtiments, coûtera bien plus cher à Brignoles qu'à Pierrefeu.

5° Le coût de la construction sera bien moins élevé à Pierrefeu qu'à Brignoles.

6° Brignoles a un Octroi, Pierrefeu n'en a pas ; par conséquent le département dépensera annuellement une somme d'environ 6,000 francs de plus à Brignoles qu'à Pierrefeu ; somme dont il faut tenir compte, puisqu'elle représente un capital de 150,000 francs.

7° Les revenus immédiats des arbres fruitiers produiront une forte somme qui viendra en déduction de l'entretien de l'Asile à Pierrefeu, tandis qu'à Brignoles ce revenu n'existe pas.

8° A Brignoles et avec beaucoup de travail, on pourra, dans un grand nombre d'années faire produire quelque chose aux bois qui forment la propriété ; mais les rendements des arbres fruitiers et les primeurs que l'on récolte à Pierrefeu, seront toujours énormément supérieurs.

9° Par sa position dans l'arrondissement qui a le plus de malades, Pierrefeu se trouve au centre des aliénés, tandis que Brignoles n'y est pas.

10° Les frais de voyage des aliénés et des familles seront proportionnellement bien moindres, si l'Asile est établi à Pierrefeu. L'Asile étant à la porte de cette dernière ville, les familles des malades auront la consolation de pouvoir rester plus facilement auprès d'eux, puisqu'ils n'auront pas à faire 3 ou 4 kilomètres tous les jours pour les voir.

11° Le climat et la température du terrain de Pierrefeu sont incontestablement supérieurs à ceux de Brignoles;

12° La population de Brignoles paiera une augmentation d'impôts si l'Asile lui est concédé;

13° La construction coûtant moins à Pierrefeu qu'à Brignoles ainsi que l'entretien annuel, il y a intérêt pour le département à placer l'Asile à Pierrefeu;

14° Les communes du département qui paient le 35 °/₀ des frais des aliénés ont également intérêt à ce que l'Asile soit placé à Pierrefeu;

15° Faut-il aussi parler de l'intérêt des contribuables dont généralement on ne tient guère compte?

En terminant le travail que nous avons entrepris, nous dirons que toute personne qui n'aura pas de parti-pris et qui visitera les deux terrains offerts, choisira celui de Pierrefeu et ne pourra comprendre que l'on puisse créer un Asile dans celui de Brignoles.

Enfin, pour les finances du département et des communes; pour l'économie des dépenses des familles et leur satisfaction de pouvoir plus facile-

VILLE DE PIERREFEU.

Terrain des Barneng offert pour la création d'un

ASILE DES ALIÉNÉS

Echelle de 0,001 pour 2 mètres
_(2mm)_

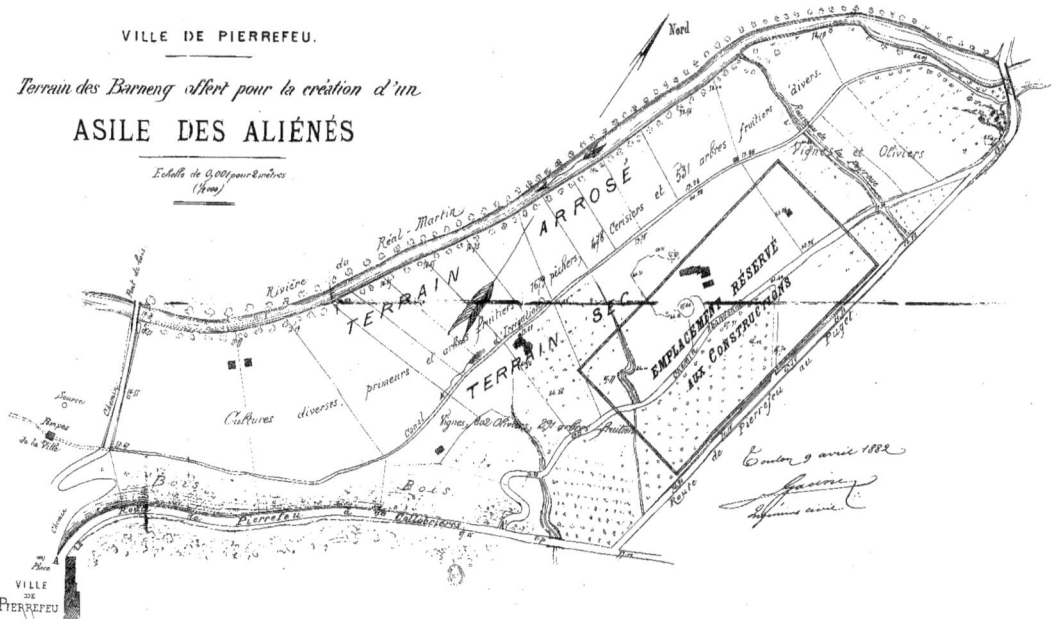

Nord

T E R R A I N   A R R O S É

Vignes et Oliviers

arbres fruitiers divers.

531 arbres fruitiers et 478 Cerisiers et

Réal. Martin

Rivière du

T E R R A I N   S E C.

pichers

EMPLACEMENT RÉSERVÉ AUX CONSTRUCTIONS

TERRAIN. SEC

arbres fruitiers et arbres primeurs

Cultures diverses.

Source

Vignes, Bois, Oliviers, 221 arbres fruitiers

Canal

Route de Pierrefeu du Pugel

Toulon 9 avril 1882

Bois

Bois Pierrefeu

Collobrieres

VILLE
DE
PIERREFEU

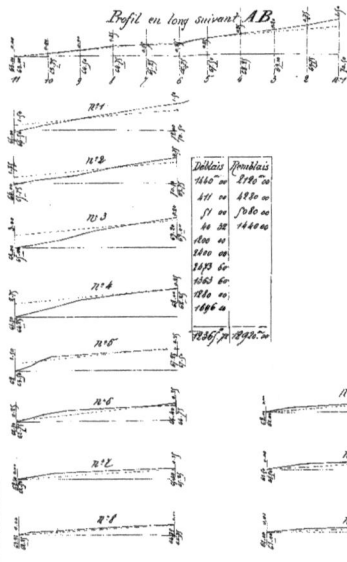

VILLE DE PIERREFEU.

Terrain des Barneng offert pour la construction d'un

ASILE DES ALIÉNÉS

EMPLACEMENT RÉSERVÉ AUX
CONSTRUCTIONS.

Echelle de $\frac{1}{5000}$

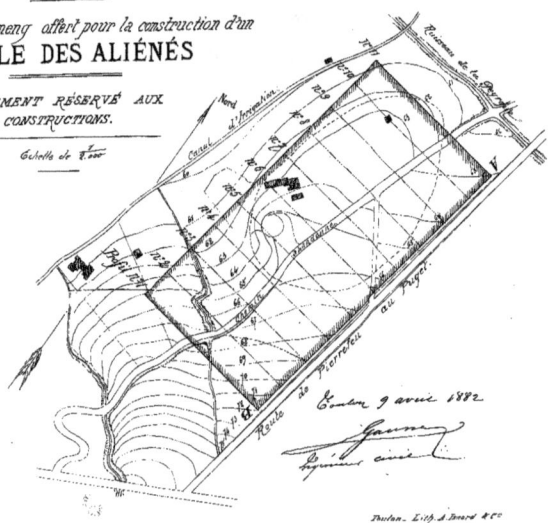

Profil en long suivant AB.

Toulon 9 avril 1882

www.ingramcontent.com/pod-product-compliance
Lightning Source LLC
Chambersburg PA
CBHW070820210326
4152//CB00011B/2044